DU

DALTONISME

ÉTIOLOGIE. — FRÉQUENCE. — DANGERS

PAR

Le Docteur ARTHUR LAURENT

MÉDECIN DE 2me CLASSE DE LA MARINE.

PARIS

A. COTILLON & Cie, IMPRIMEURS-ÉDITEURS,

30, RUE DE L'ARBALÈTE, ET 24, RUE SOUFFLOT.

1883

DU DALTONISME

—

ÉTIOLOGIE. — FRÉQUENCE. — DANGERS.

DU
DALTONISME

ÉTIOLOGIE. — FRÉQUENCE. — DANGERS

PAR

Le Docteur **ARTHUR LAURENT**

MÉDECIN DE 2ᵐᵉ CLASSE DE LA MARINE.

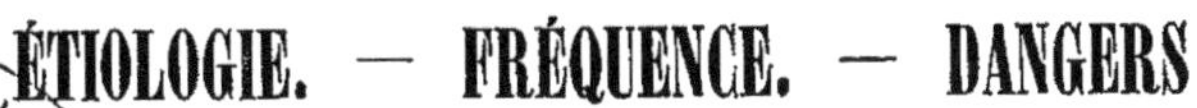

PARIS

A. COTILLON & Cⁱᵉ, IMPRIMEURS-ÉDITEURS,

30, RUE DE L'ARBALÈTE, ET 24, RUE SOUFFLOT.

1883

A LA MÉMOIRE DE MA MÈRE

A MON PÈRE

A MES FRÈRES

A MES PARENTS — A MES AMIS

A Monsieur le Docteur FÉRIS
Professeur à l'École de médecine navale de Brest.

DU DALTONISME

ÉTIOLOGIE. — FRÉQUENCE. — DANGERS.

AVANT-PROPOS

Notre premier soin est de réclamer l'indulgence de nos juges. Le sujet de notre thèse sortant un peu du cadre des études ordinaires de l'étudiant en médecine, nous avons dû entreprendre un travail d'autant plus laborieux qu'il était plus nouveau pour nous. Puissions-nous n'avoir pas été trop inférieur à notre tâche !

Les développements que nécessiterait une étude complète du daltonisme, dépassant les limites de ce modeste travail, nous avons dû restreindre notre sujet. Nous laisserons de côté les théories sur la perception des couleurs, les différents moyens proposés pour arriver au diagnostic de cette bizarre affection ainsi que le mode de traitement proposé par Favre, nous nous appesantirons surtout sur le chapitre étiologie ; nous insisterons également sur la fréquence et les dangers que peut entraîner cette anomalie de la vision.

Nous devons des remercîments à M. le docteur Féris, médecin-professeur à l'école de médecine navale de Brest pour les bons conseils qu'il a bien voulu nous prodiguer, et pour l'extrême bienveillance avec laquelle il a mis à notre disposition différentes notes et renseignements qui trouveront place dans le courant de notre thèse.

DÉFINITION.

Nous entendons par daltonisme: une imperfection du sens chromatique soit congénitale, soit acquise, en vertu de laquelle certains individus méconnaisent ou confondent entre elles plusieurs des couleurs en lesquelles le prisme décompose la lumière blanche; d'autres enfin n'ont que la perception du blanc, du noir et des teintes grises qui leur sont intermédiaires.

SYNONYMIE.

Nous avons choisi ce nom pour servir de titre à notre sujet de thèse parce qu'il est le plus répandu et connu même des gens du monde. Il est en outre moins rebelle à la langue et moins barbare à l'oreille que les différents synonymes proposés: *Chroma-maurose, Dyschromatopsie, Achromatopsie, Chromatopseudopsie, Chromatodysopsie, Chromatométablepsie,* etc.

Loin de nous l'idée de blesser la susceptibilité des Anglais qui nous reprochent quelquefois notre façon peu respectueuse de célébrer une de leurs gloires scientifiques, en rappelant aux générations futures une infirmité physique. Quoique ces reproches nous semblent peu fondés, nous devons les prendre en considération ; dans le cours de ce travail nous nous servirons indifféremment d'une des appellations ci-dessus mentionnées pour désigner l'affection qui nous occupe.

Cette singulière anomalie de la vision ne semble
avoir été sérieusement connue et étudiée que depuis
Huddart (*Philosophical transactions*, vol. LVII,
p. 260, London, 1777). Dans une lettre qu'il adressait
à Priestley à cette époque, Huddart parle d'un certain
Harris, cordonnier à Maryport, dans le Cumberland,
qui ne distinguait que le noir et le blanc, et s'était
aperçu, dès l'âge de 4 ans, de cette défectuosité visuelle. Le premier cas, exactement décrit, de cécité
des couleurs est celui de John Dalton, le célèbre
chimiste et physicien anglais : aveugle pour le rouge
il étudia ce vice de la nature sur lui-même, et il en
publia en 1794 une description détaillée autant
qu'exacte. C'est d'après lui que la cécité des couleurs
reçut le nom de daltonisme, dénomination qui paraît
avoir été employée, pour la première fois, par Pierre
Prévost à Genève en 1827. Depuis, un grand nombre
d'auteurs de différents pays se sont occupés de cet intéressant sujet. Nous citerons : en Angleterre, Wilson,
Brewster, Young, Thompson, Nettleship, Brailey ; en
Allemagne, Seebeck, Sommer, Helmholtz, Hugo
Magnus, Cohn ; en Suéde, Holmgren ; et en France
Sichel, Potton, Guéneau de Mussy, Noel, Sous (de
Bordeaux), Wecker, Galezowski, Favre, Féris, Lan-
dolft, Charpentier, Charcot, Giraud-Teulou, etc.

CLASSIFICATION.

Warlomont (*Dict. encycl. des sciences médicales*,

article : *Chromatopseudopsie*), adoptant la théorie de Young-Helmholtz sur la perception des couleurs, a proposé une classification des différents cas de chromatopseudopsie. La voici telle qu'il l'a donnée dans son excellent article :

Nous diviserons, dit-il, les aveugles pour les couleurs en quatre classes et nous appellerons :

a. Achromopsie (de α priv. et χρωμα couleur et οψις vue), la cécité pour toutes les couleurs.

b. Anérythropsie (de α priv. ερυθρον rouge), la cécité pour le rouge.

c. Achloropsie (α priv. χλορον vert) la cécité pour le vert.

d. Anianthinopsie (α priv. ιανθινος violet) la cécité pour le violet.

Cette classification est séduisante au premier abord et semble avoir un caractère scientifique; mais rien n'est moins assuré que l'exactitude de cette division, c'est-à-dire, la parfaite individualité de chacune de ces cécités partielles. La théorie qui sert de base à cette classification est loin d'être démontrée, et l'existence des fibres spéciales admises par Young-Helmoltz dans la rétine est tout-à-fait problématique. Aussi, dans la pratique, il est le plus souvent difficile de faire rentrer les cas observés dans une des subdivisions ci-dessus établies.

Il est en effet très rare de rencontrer des individus chez lesquels la notion d'une seule couleur fondamentale manque absolument.

« Nous pouvons affirmer, dit le docteur Féris, que, dans nos recherches, nous n'avons trouvé aucun cas de cette espèce. La plupart des sujets, dont nous avons recueilli l'observation, après avoir examiné avec le plus grand soin deux rouges qui ne présentaient que de légères différences de nuances, ont affirmé, avec assurance, que l'un était rouge, et que l'autre était manifestement vert. Si on leur présentait au contraire deux verts, ils mettaient l'un d'eux, presque sans hésiter, dans la série des rouges, et l'autre dans celle des verts. »

« Dans quel groupe faut-il faire entrer ces individus? La réponse est évidemment difficile. Quelques-uns confondent en même temps d'un côté le rouge avec le vert, de l'autre le bleu avec le violet. Dans quelle division les placer? »

Nous ne ferons par conséquent aucune classification et nous nous contenterons de constater les daltoniens sur les diverses nuances.

Au point de vue étiologique, nous ferons deux grandes divisions du daltonisme :

1º Daltonisme congénital ou naturel.

2º Daltonisme acquis ou pathologique.

I.

DALTONISME CONGÉNITAL.

C'est lui qu'on rencontre le plus souvent et qui a d'abord attiré l'attention des auteurs.

Rarement on trouve une cécité complète pour tou-

tes les couleurs ; les malades ne perçoivent alors aucune sensation colorée, toutes les couleurs leur semblent d'un gris clair ou foncé. On compte à peine
dans la science 4 ou 5 observations de cette variété de
daltonisme. Un nouveau cas a été récemment rapporté par Landolt (*Archives d'ophtalmologie fran-
çaise*, janvier-février 1881). Giraud-Teulou a également observé un cas de cécité chromatique complète
chez un malheureux enfant de 10 ans, atteint de nys-
tagmus congénital par arrêt de développement des ré-
tines, lesquelles n'offraient qu'une région excentrique
très restreinte douée de sensibilité (sept. 1880).

Si l'on recueille le rapport que fera de sa manière
de voir les objets colorés, le sujet atteint de daltonisme, on aura dans la plupart des cas un tableau
présentant presque trait pour trait celui tracé de la
sienne par l'illustre Dalton :

« Un jour j'examinais une fleur de geranium zo-
nale à la lumière d'une bougie ; cette fleur qui, au
jour, me paraissait bleue et qui en réalité est vio-
lette, me parut d'une couleur rouge. Ce changement
n'était point apparent pour les autres personnes.
Cette observation m'ayant appris que ma vue était
pour les couleurs différente de celle des autres,
j'examinai le spectre solaire et je me convainquis
bientôt qu'au lieu des sept couleurs du spectre, je
n'en voyais que trois : le jaune, le bleu et le pourpre.

« Mon jaune contient le rouge, l'orangé, le jaune
et le vert de tout le monde. Mon bleu se confond tel-

lement avec le pourpre que je ne reconnais là presque qu'une seule et même couleur.

« La partie du spectre qu'on appelle rouge me semble à peine quelque chose de plus qu'une ombre ou qu'une absence de lumière.

« Le jaune, l'orangé et le vert sont pour moi la même couleur à différents degrès d'intensité.

« Le point du spectre où le vert touche au bleu m'offre un contraste extrêmement frappant et une différence des plus tranchées.

« Au jour le cramoisi ressemble au bleu auquel on aurait mêlé un peu de brun foncé.

« Une tache d'encre ordinaire sur du papier blanc est pour moi de la même couleur que la figure d'une personne florissante de santé.

« Le sang ressemble au vert foncé des bouteilles.

« A la lumière d'une bougie le rouge et l'écarlate deviennent plus brillants et plus vifs.

« Le vert au jour me semble peu différent du rouge.

« L'orangé et le vert clair se ressemblent aussi beaucoup.

« Le vert le plus agréable pour moi est le vert très saturé, et je le distingue d'autant mieux qu'il tire davantage sur le jaune.

« Quant au jaune et à l'orangé ma vision est absolument la même que celle de tout le monde.

« Tous ces traits caractérisent à bien peu de chose près l'imperfection dont ma vue est affectée, ajoute M. Delbœuf auquel nous empruntons cette relation.

Je ne pourrais pas plus que Dalton, apercevoir dans l'herbe un bâton de cire à cacheter que j'y aurais laissé tomber ; et selon toute probabilité, il aurait pris comme moi pour des baies brunes et même noires les fruits vermeils du sorbier. Il aurait confondu la couleur d'une maison en briques neuves avec celle d'une prairie nouvellement fauchée, etc. (Delbœuf, *Revue scientifique*, 23 mars 1878).

Si nous relevons maintenant, dans les auteurs, les réponses ou déclarations des daltoniens, les caractères principaux des erreurs qu'ils commettent, nous trouvons le plus fréquemment, et de beaucoup le résumé suivant :

Le rouge est le plus souvent confondu par eux avec le vert ; chez eux la sensation du rouge est généralement affaiblie plutôt que tout à fait perdue : un rouge très-vif est généralement reconnu. Les confusions portent surtout sur les nuances dérivées du rouge, comme le rose, le rouge-orangé, certaines nuances du brun, etc. Mais on constate par contre, la persistance constante de la sensation très-correcte du jaune et du bleu.

Le violet, le bleu peuvent, sans doute, être quelquefois plus ou moins altérés, mais fort rarement.

Il y a cependant des observations sérieuses qui semblent devoir faire accueillir la cécité pour le vert seul. Ainsi Holmgren dit avoir rencontré en Suède au moins autant, sinon plus, d'aveugles pour le vert que pour le rouge.

Quoi qu'il en soit, le fait de beaucoup le plus constant dans l'histoire du daltonisme, c'est la prédilection du déficit pour le groupe rouge-vert, et la non moindre constance de l'intégrité concomitante du groupe jaune-bleu.

Le daltonisme congénital affecte en général les deux yeux, tandis que le daltonisme acquis est le plus souvent unilatéral ; cependant Hippel a rapporté dernièrement un cas de cécité congénitale pour le rouge et le vert avec sens chromatique normal pour le second œil. Otto-Becker (*Archiv. für ophthal.*, 1880) a également cité un cas de cécité des couleurs totale, congénitale et unilatérale chez une jeune fille dont la famille présentait d'autres cas de cécité des couleurs.

La cause la mieux connue du daltonisme congénital est certainement l'hérédité. Tous les auteurs sont d'accord à cet égard :

Dalton avait deux frères qui ne distinguaient pas mieux les couleurs que lui.

Harris avait également deux frères atteints de la même affection que lui.

Darwin parle de huit familles alliées où le daltonisme a persisté pendant cinq générations et a atteint 71 individus. (*Variation des animaux*, t. II, p. 70).

Cette affection cependant n'est pas fatalement héréditaire ; elle ne se transmet que dans certaines familles, et principalement, comme Szokalski l'a démontré, par les descendances féminines. Souvent elle épargne une génération pour reparaître dans la suivante. Elle n'existe pas chez tous les enfants des mêmes parents, elle en épargne plusieurs et surtout les filles. De plus il en est heureusement pour cette affection comme pour toutes celles qui sont héréditaires, l'innéité vient tôt ou tard arrêter cette influence avunculaire se propageant pendant plusieurs filiations seulement.

L'influence du sexe est également très-manifeste. Le daltonisme est en effet beaucoup plus fréquent chez l'homme que chez la femme. Sur 100 personnes de sexe différent, Holmgren a trouvé une proportion de 3.25 daltoniens pour l'homme et de 0.26 pour la femme. Hugo Magnus qui a fait ses recherches dans les écoles de Breslau indique une proportion encore plus défavorable à l'homme; sur 2216 filles il n'y eut qu'un seul cas de dyschromatopsie, tandis que sur 3273 garçons il y eut 100 dyschromatopes, soit 3.27 0/0.

On a aussi quelquefois incriminé la consanguinité des parents.

La race exercerait aussi une certaine influence. Il paraîtrait que les individus de provenance latine comme les Français, les Espagnols, les Italiens sont plus indemnes que ceux d'origine germanique, Suisses, Anglais, Allemands. Les Juifs présenteraient une plus forte proportion de daltoniens que les autres peuples (Brailey, Cohn).

Le daltonisme a été observé dans toutes les classes de la société ; mais il est un peu plus fréquent parmi les classes non instruites, sans que pour cela les campagnes ou les villes donnent des chiffres différents.

Toutes les autres causes invoquées à la charge du daltonisme, telles que couleur de l'iris ou des cheveux, écartement des yeux, etc., ne paraissent avoir aucune influence.

II.

DALTONISME ACQUIS OU PATHOLOGIQUE.

Le daltonisme peut se développer sous l'influence de causes nombreuses et variées : lésions traumatiques des yeux et de la tête, maladies diverses de l'organe de la vision, du cerveau ou d'autres organes. Nous allons passer en revue ces différentes causes et citer quelques-uns des cas qui se rattachent à chacune d'elles.

Traumatisme. — La cécité des couleurs par suite de blessures graves de la tête fût observée et décrite par Wilson et Tyndal.

Desmarres la signale sans insister.

Boys de Loury rapporte l'histoire d'un homme qui se fracture la base de l'orbite par balle de pistolet. Il s'ensuivit une perte complète du sens chromatique.

Favre de Lyon rapporte de nombreux cas de cécité des couleurs dûs à des coups, chutes ou autres accidents :

1° Un enfant de 12 ans se fait à la paupière supérieure de l'œil droit une petite plaie contuse; la conjonctive est injectée, la pupille largement dilatée, légère photophobie; à plusieurs reprises il prend une pièce d'or pour une pièce d'argent et *vice versâ*. Le rouge est vu bleu ; le bleu, rouge ; le vert foncé, noir.

Guérison au neuvième jour.

2° Un employé de 37 ans reçoit une paille de fer dans l'œil droit : Plaie de la paupière supérieure et contusion du globe de l'œil, légère conjonctivite. Il voit le vert et le rouge, noir. Cet état dure deux jours.

3° Contusion de l'œil gauche : douleur, conjonctivite légère, pupille dilatée, céphalalgie. Le malade voit le jaune, vert ; le bleu, noir ; le violet, vert clair. Un mois plus tard il présente tous les signes d'un double daltonisme ; l'œil droit aussi bien que le gauche voit : le rouge, vert ; le bleu foncé, rouge foncé. Le docteur Favre conclut donc à un bel exemple de daltonisme traumatique de l'œil gauche, transmis par sympathie à l'œil droit. Cet état a duré un mois.

M. le docteur Féris a bien voulu nous communiquer une observation inédite de fracture du crâne ayant amené un daltonisme marqué. Nous la transcrivons ici :

Le Guennec, matelot de 22 ans, fait une chute de la mâture sur le pont : perte de connaissance, fracture du crâne au niveau de l'angle postéro-supérieur du pariétal droit et du bord supérieur de l'occipital avec enfoncement triangulaire de 5 à 6 centimètres de côté, la base étant sur l'occipital et la pointe en avant. Cécité absolue pour les couleurs ayant duré un mois, toutes les couleurs sont vues grises.

L'examen ophthalmoscopique n'a jusqu'à ce jour

donné aucun résultat en ce qui touche le daltonisme
traumatique ; les nécropsies n'ont pas encore montré
la lésion qui peut causer la fausse appréciation des
couleurs après les blessures de la tête.

Fatigue. — Un père de famille, dit Favre, soigne
plusieurs nuits de suite un enfant malade et le perd.
Pendant quelque temps il ne perçoit plus les couleurs ; guérison après deux jours de repos.

Certains auteurs ont encore signalé un degré plus
ou moins prononcé de daltonisme dans certains cas
d'anémie extrême, de surmenage cérébral (Dr Maré-
chal, de Brest).

Certaines maladies, la fièvre typhoïde, par exemple,
peuvent entraîner à leur suite une altération du
sens chromatique : Un homme de 37 ans, après une
fièvre typhoïde et un long usage de quinquina, voit
le violet, bleu ; le vert foncé, rouge ; le vert clair,
jaune (Favre).

De même, certaines professions semblent favoriser
le développement du daltonisme. Ainsi, Favre et
Féris ont démontré à l'aide de statistiques que les
chauffeurs et les mécaniciens des chemins de fer
et de la marine, offrent une proportion de daltoniens plus forte que celle des autres professions.
Ce fait est attribué par ces auteurs à l'action de la
clarté incandescente des fourneaux sur l'appareil
rétinien.

Affections cérébrales. — La commotion cérébrale
amène quelquefois la cécité partielle ou totale des

couleurs. Taylor et Wilson, en ont rapporté des exemples.

Esquirol (*Maladies mentales*, t. II, p. 26), signale un fait non moins remarquable d'une congestion cérébrale, survenue chez une femme âgée de 68 ans, et qui, pendant tout le temps de l'attaque congestive, voyait noirs tous les objets et toutes les personnes avec lesquelles elle s'entretenait.

Galezowski, rapporte le cas d'un militaire atteint de tumeur du cerveau et qui ne pouvait plus distinguer les couleurs.

Ataxie locomotrice. — Quoi d'étonnant, que cette maladie conduise à la cécité partielle ou totale des couleurs? La chose est toute naturelle et ne doit pas nous arrêter, puisqu'à une certaine époque de l'ataxie survient inévitablement l'atrophie papillaire.

Épilepsie.—Chez un enfant de 17 ans, atteint d'épilepsie, M. Sous, a pu observer une dyschromatopsie passagère et périodique; elle était de telle nature que, pendant les 2 ou 3 heures qui suivaient chaque attaque, ce garçon ne pouvait distinguer le bleu du vert.

Galezowski, cite un marchand de vin, ayant des attaques épileptiformes; à leur suite, il voit le vert et le bleu gris.

Hystérie.

L'hystérie donne lieu à des troubles dans la perception des couleurs très-curieux et très-intéressants à étudier. Ils s'opèrent d'après la loi suivante que Landolft a fait connaître à la suite des recherches entreprises sur les hystériques de la Salpétrière : « La perception d'une couleur disparaît d'autant plus faciment chez l'hystérique que le champ rétinien affecté à cette perception est moins grand. »

A l'état normal, toutes les parties du champ visuel, ne sont pas également aptes à apercevoir les couleurs. Le bleu offre le champ visuel le plus vaste, viennent ensuite le jaune, puis l'orangé, le rouge, le vert et enfin le violet qui n'est perçu que par les parties les plus centrales de la rétine.

Dans l'amblyopie hystérique, ces caractères de l'état normal se montrent en quelque sorte exagérés à des degrès variés. Là, en effet, les divers cercles qui correspondent dans l'exploration aux limites de la vision pour chaque couleur, se rétrécissent concentriquement d'une façon plus ou moins accentuée suivant la loi énoncée plus haut.

Le cercle du violet, couleur centrale par excellence, pourra se rétrécir jusqu'à devenir nul, et la malade distinguant toutes les autres couleurs sera incapable de nommer le violet; puis la maladie progressant, ce sera le tour du vert, puis le tour du rouge, de l'orangé. Le jaune et le bleu (couleurs périphériques) continueront d'être perçues jusqu'à la dernière limite. Ce sont en effet, l'observation le démontre, les deux couleurs dont la sensation dans l'amblyopie hystérique se conserve le plus longtemps.

Il y a cependant des exceptions à la règle en ce sens que certaines malades (et le cas n'est pas très rare comme Charcot l'a montré) persistent à voir le rouge, alors que la notion du jaune et même du bleu s'est déjà éteinte. Mais on peut à présent, comme dit M. Charcot, considérer comme une règle absolue que les couleurs centrales, vert et violet (ce dernier surtout) cessent d'être perçues avant que la notion du rouge et des autres couleurs en général disparaisse.

A un degrè plus avancé encore de l'amblyopie hystérique, il peut se faire que toutes les couleurs cessent d'être perçues absolument, la notion de la forme étant conservée ; alors les objets n'apparaissent plus en quelque sorte aux yeux des malades que sous l'aspect où ils se présentent dans une peinture grise.

La découverte qu'a faite M. le docteur Burq, concernant l'action des métaux dans les maladies nerveuses a permis à M. le professeur Charcot de faire des expériences très curieuses sur la chromatopseudopsie des hystériques. Il est aujourd'hui reconnu que le métal appliqué sur les téguments jouit de la propriété de déterminer une action physique sur l'innervation, propriété qu'il partage d'après les expériences avec l'aimant et l'électricité. Il est en outre établi que tous les métaux ne sont pas aptes à agir sur un même individu, que chaque individualité a son métal ou ses métaux et que la métallothérapie consiste à choisir le métal qui peut influencer telle ou telle organisation.

Dans l'affection hystérique, la propriété remarquable des applications des métaux, de l'aimant ou de l'électricité est de mettre en relief dans un court espace de temps le caractère mobile des accidents de la diathèse. C'est ainsi que sous l'influence d'un aimant, par exemple, une hystérique hémianesthésique droite et à achromatopsie de l'œil droit, voit en quelques minutes l'hémianesthésie disparaître à droite pour passer à gauche, et l'achromatopsie également passer de droite à gauche.

Ce phénomène curieux, que M. Charcot appelle phénomène du transfert, dure tant que persiste l'application du métal. Vient-on à faire cesser celle-ci, l'hémianesthésie et l'achromatopsie regagnent le côté primitivement affecté, c'est-à-dire le côté droit et l'œil droit. Chose remarquable, et c'est surtout sur ce point que nous voulons insister, M. Charcot a démontré que l'apparition et la disparition des couleurs se font selon des lois invariables et dont la régularité ne laisse rien à désirer.

Ainsi une hystérique qui perd la notion des couleurs la perd toujours dans l'ordre suivant :

1° Violet.

2° Violet, vert.

3° Violet, vert, rouge.

4° Violet, vert, rouge, orangé.

5° Violet, vert, rouge, orangé, jaune.

6° Violet, vert, rouge, orangé, jaune, bleu.

Une hystérique qui recouvre la notion des couleurs les voit reparaître dans l'ordre suivant :

1° Bleu.

2° Bleu, jaune.

3° Bleu, jaune, orangé.

4° Bleu, jaune, orangé, rouge.

5° Bleu, jaune, orangé, rouge, vert.

6° Bleu, jaune, orangé, rouge, vert, violet.

L'achromatopsie partielle ou totale n'est pas le seul trouble de la vision que l'on observe chez les hystériques. Il existe de la *zoopsie* ou vision des animaux. Elles voient des rats, des chats, des animaux noirs en général qui se présentent toujours du même côté, côté de l'achromatopsie; ils courent, sautent dans la même direction venant par derrière et latéralement. Il est des cas où ces animaux sont rouges.

A ce propos, il est intéressant de signaler, dans les causes célèbres, un détail du fameux procès de la Roncière (1835). La jeune fille prétendait que l'homme qui avait escaladé les fenêtres de sa chambre portait un habit et un bonnet rouges ; cette hallucination rouge revenait toujours à la jeune hystérique.

Achromatopsie hypnotique. — Heidenhaim et Grützen ont découvert que par la friction lente de la région droite du frontal et du pariétal, on pouvait outre la catalepsie des membres supérieur et inférieur gauches déterminer chez certaines personnes une achromatopsie temporaire de l'œil gauche.

Cohn (*Breslauer aerztlichen zeitschrift*, 27 mars 1880) a étudié ces phénomènes et a fait des expériences sur le fils d'Heidenhaim ; il a reconnu que les faits avancés par ses deux compatriotes étaient vrais et il a donné à cette perte des couleurs le nom d'achromatopsie hypnotique.

En frictionnant légèrement de la main droite les régions indiquées Cohn a vu se produire le spasme de l'accommodation avec perte du sens des couleurs et conservation de la notion de la lumière et de l'espace. Il a soumis le sujet à un grand nombre d'épreuves qui lui ont toutes démontré qu'il n'y a plus de perception pour aucune couleur. Le sujet nomme grises toutes celles qu'on lui présente; le blanc et le noir sont parfaitement distingués et désignés.

Il put obtenir les mêmes phénomènes du côté droit par la friction des régions gauches, mais les résultats furent plus difficiles à constater, à cause d'une aphasie qui se produisit en même temps.

Maladies du fond de l'œil.

Benedict, Schelske, Lebert, et bien d'autres auteurs ont signalé des cas de perturbation du sens chromatique dans les affections profondes de l'œil; mais Galezowski surtout s'est beaucoup occupé de cette question et a examiné au point de vue de la perception des couleurs un grand nombre de malades atteints de diverses affections de la rétine, du nerf optique, et d'amblyopies diverses. Il a constaté dans bon nombre de cas une perversion plus ou moins grande du sens chromatique. Nous allons successivement passer en revue les diverses affections de la rétine, du nerf optique et les amblyopies où on rencontre de la dyschromatopsie.

Rétinite albuminurique. — Elle donne lieu d'une manière très-inconstante à la cécité des couleurs; le plus souvent les malades reconnaissent les couleurs principales et ne confondent que les nuances secondaires. La dyschromatopsie peut ne pas exister dans la première période de l'affection et apparaître dans les périodes plus avancées de la maladie. On ne la rencontre que dans les altérations de la tache jaune ou lorsque les couches profondes de la rétine, et particulièrement la couche des bâtonnets et des cônes, sont désorganisées par la maladie.

Galezowski en cite plusieurs observations ; nous lui empruntons la suivante.

Une dame âgée de 40 ans se présente à la clinique de Desmarres le 23 novembre 1864 pour consulter sur l'état de ses yeux qui s'affaiblissent considérablement depuis un mois. L'examen ophthalmoscopique démontre la présence de la rétinite albuminurique dans les deux yeux. La malade a perdu presque complètement la faculté de distinguer les couleurs, elle les confond les unes avec les autres ; ainsi le jaune lui paraît rose ; le garance, groseille foncé ; le vert lui semble noir.

Cette femme étant morte peu de temps après à l'Hôtel-Dieu, Galezowski en fit l'autopsie, et il constata à l'aide du microscope que du côté de la macula, la couche des cônes était complètement couverte par une masse finement granuleuse et aux contours noirs, au milieu de laquelle on observait des cellules graisseuses.

Rétinite glycosurique. — Elle est très rare, et parmi les troubles fonctionnels observés dans ce cas, on a noté la perversion du sens des couleurs. Galezowski a rapporté un cas de cette affection où le malade âgé de 49 ans est dans l'impossibilité d'apprécier les différentes couleurs. La couleur bleue dans ses teintes atténuées est perçue difficilement, et le rouge se confond presque complètement avec le blanc, à tel point qu'il lui est très difficile d'en faire la distinction.

Bresgen de Kreusnach a rapporté un cas analogue (février 1881).

Rétinite pigmentaire.—Elle n'amène pas habituellement de cécité pour les couleurs. Sur 21 malades examinés par Galezowski, trois seulement ne reconnaissaient pas les couleurs : verte, bleue et jaune. Cette altération de la faculté chromatique s'observait surtout à une période avancée de la maladie et lorsque la région de la macula, était envahie par les infiltrations pigmentaires.

Rétinite syphilitique. — C'est une des affections oculaires donnant le plus souvent lieu à la cécité pour les couleurs. Galezowski, qui a étudié particulièrement cette question, estime qu'il y a peu de malades atteints de rétinite syphilitique qui ne

présentent de trouble chromatique à un certain degrè. Il considère la fausse perception des couleurs
comme un signe très important pour le diagnostic de
cette affection. On sait en effet que l'iritis et la choroï-
dite, qui sont les affections syphilitiques de l'œil les plus
fréquentes, restent tantôt limitées à ces membranes,
tantôt elles s'étendent à la rétine et donnent naissance
à la choroïdo-rétinite.

Dans certains cas douteux, où l'ophthalmoscope,
par suite d'un trouble du corps vitré ou de toute
autre circonstance n'aura pas permis de découvrir
d'altération rétinienne, on devra tenir compte, pour
établir le diagnostic, de l'état de la faculté chromatique ; son affaiblissement indiquera une altération
rétinienne, tandis que sa conservation intacte signi-
fie que la membrane vasculaire seule est atteinte et
que la rétine est restée indemne.

Souvent les malades ne reconnaissent point la
couleur jaune ; le bleu et le vert s'effacent aussi très
fréquemment, le rouge paraît souvent blanc, etc. ;
mais généralement ce sont les teintes peu saturées
qui sont surtout confondues, et qui semblent grises
ou jaunâtres.

Apoplexies de la rétine. — Lorsqu'elles occupent
la région de la macula, on remarquera une perversion totale ou partielle de la faculté chromatique.
Quelques-uns des malades observés par Galezowski
voyaient tous les objets colorés en rouge, puis
en vert ; d'autres tout en rouge ou violet ; une ma-

lade se plaignait de voir tout en jaune. Quelquefois, cette coloration change à différentes périodes de la maladie.

La perversion de la faculté chromatique de l'œil n'est prononcée que dans les apoplexies rétiniennes larges et centrales ; elle se rencontre bien plus rarement dans les apoplexies disséminées, provoquées par une chute, un coup, un effort; ordinairement même, dans ce dernier cas, il n'y a pas la moindre altération du sens chromatique.

Décollement de la rétine. — Galezowski a remarqué chez un certain nombre de ses malades atteints du décollement de la rétine, l'existence d'un trouble particulier chromatique ; c'est la *vision colorée* qui apparaît soit avant la maladie, soit dans les premiers jours du décollement. Les malades déclarent que pendant quelques jours, quelques semaines et quelquefois même plus longtemps, ils ont vu tous les objets colorés en bleu ou en violet.

Glaucome. — La cécité pour les couleurs dans le cas de glaucome est un fait exceptionnel ; mais la façon dont se rétrécit le champ visuel pour les couleurs dans cette affection présente des caractères particuliers que nous allons signaler brièvement.

Le rétrécissement pour le blanc part tout d'abord du côté interne, et tend progressivement à se rapprocher du point de fixation. A mesure que la limite interne s'avance vers le centre, les parties supérieure et inférieure du champ visuel commencent à se réduire à leur tour; la portion externe seule garde ses dimensions normales. A une période avancée, la vision directe étant abolie, la limite interne passe en dehors du point central, et le champ visuel tend à se réduire à un espace de plus en plus circonscrit en dehors.

Les limites pour les couleurs suivent le mouvement de retrait du blanc; mais chose remarquable, en conservant entre elles leurs rapports ordinaires, de manière que sur un champ visuel très rétréci et même excentrique, on peut retrouver des limites pour le vert, le rouge et le bleu, espacées dans une proportion qui rappelle l'état physiologique.

Atrophie progressive du nerf optique. — La cécité pathologique pour les couleurs est fréquente dans cette affection qui se développe progressivement à la suite des affections cérébrales ou cérébro-spinales, telles que ramollissement, tumeur du cerveau, ataxie locomotrice progressive, etc. Sur 156 malades atteints de cette variété d'atrophie papillaire, Galezowski a rencontré 66 fois la cécité soit pour une, soit pour plusieurs couleurs, soit enfin la perte complète de la faculté chromatique.

Cette dyschromatopsie présente des signes assez constants qui peuvent être observés dès l'origine de l'affection et qui sont très-importants à connaître puisque, unis à ceux fournis par l'examen de l'acuité de la vision, ils permettent souvent de porter le diagnostic dès le début, alors que les signes ophthalmoscopiques sont ordinairement négatifs et qu'il n'y a que les symptômes fonctionnels qui puissent nous donner un moyen de diagnostic plus ou moins précis.

Le premier phénomène, le plus constant, est caractérisé par la cécité pour les teintes affaiblies ; il arrive ordinairement au début que les malades distinguent bien les couleurs principales, et même quelques-unes de leurs nuances ; mais ils sont embarrassés lorsqu'il faut définir les teintes faibles et les distinguer les unes des autres.

A une période plus avancée de la maladie, la cécité pour les couleurs s'accentue davantage ; on remarque en même temps, qu'en plaçant certaines couleurs les unes à côté des autres, on produit dans les yeux des malades la sensation d'une couleur mixte ; ainsi la couleur bleue, vue isolément, sera perçue avec sa teinte naturelle ; vue à proximité du jaune, elle semblera verte, grise ou noire.

Parmi les couleurs principales, la verte est celle qui disparaît la première. Il y a peu de malades atteints d'atrophie de la papille qui ne commettent d'erreur dans la perception du vert et de ses nuances, pendant que la faculté chromatique reste encore intacte pour les autres couleurs. Plus tard la couleur rouge disparaît à son tour ; puis à une période plus avancée les malades confondent indistinctement toutes les couleurs, et prennent les nuances faibles pour le blanc ; le rouge et le violet ne leur offrent pas de différence. En ce qui concerne la couleur jaune ainsi

que ses nuances, il est démontré qu'elle reste longtemps intacte, et que les yeux atteints d'atrophie de
la papille la reconnaissent aussi longtemps que la
vision se conserve, même à un degrè minime. Le
bleu est aussi perçu pendant longtemps, surtout dans
ses nuances saturées. Les cas de cécité absolue pour
toutes les couleurs ne sont pas fréquents ; Galezowski
en cite 2 cas seulement et à une période très-avancée
de l'affection.

Il arrive quelquefois que, pendant le travail atro-
phique progressif du nerf optique, survenu surtout
à la suite des affections aiguës, la perversion du sens
chromatique n'est pas constante ni permanente, ou
qu'elle varie d'un jour à l'autre. Galezowski a observé
un cas de ce genre chez une malade atteinte d'une
atrophie incomplète de la papille, survenue à la suite
d'une méningite par érysipèle de la face : elle voyait
quelque temps tous les objets teints en rose ; puis le
rouge cramoisi lui paraissait violet clair, le bleu était
vu violet foncé.

L'examen du champ visuel pour les couleurs est
important à pratiquer dans cette affection ; son mode
de rétrécissement peut fournir quelques indications
générales qui, dans un certain nombre de cas, per-
mettront de différencier l'atrophie grise de l'atrophie
blanche des nerfs optiques.

Dans l'atrophie grise (de cause spinale), on est
souvent frappé de la prompte atteinte portée à la
sensibilité chromatique de la rétine. Les champs

visuels pour le vert, puis pour le rouge se rétrécissent de bonne heure, et une cécité complète pour ces couleurs ne tarde pas à se montrer. La limite du bleu décroît plus lentement et suit de loin la marche concentrique des autres couleurs, en laissant derrière elle une large zone achromatope dans laquelle le blanc seul est perçu.

L'atrophie blanche (de cause cérébrale) et l'atrophie essentielle (qui se développe sous une influence qui échappe) montrent, dans nombre de cas, pour ce qui regarde la décroissance du champ visuel, des caractères différents. On trouve, en général, que les limites pour le blanc et les couleurs tendent plutôt à se resserrer parallèlement, la cécité pour le vert ne survenant que lorsque le champ visuel du blanc s'est déjà sensiblement rétréci, et la perception du rouge pouvant encore persister avec un champ visuel déjà très notablement réduit. Toutefois il faut noter, qu'on rencontre de nombreuses exceptions à cette règle ; mais dans les cas où la sensibilité chromatique décroît plus promptement que nous l'indiquons, le pronostic prend un caractère de gravité plus grand.

Les atrophies papillaires consécutives aux rétinites, aux papillites et aux névrites fournissent des champs visuels présentant un rétrécissement varié pour le blanc et les couleurs sans caractère particulier propre à leur origine.

Amblyopie alcoolique. — On observe, dès le début

de cette affection, certains troubles dans la perception des couleurs d'autant plus importants à connaître que l'examen ophthalmoscopique ne nous fournit que des données négatives.

Le Dr Nuel de Louvain, a fait voir qu'il existe dans cette amblyopie un « *scotome central relatif* », exprimant par ce terme relatif que l'acuité visuelle proprement dite du sujet n'est que diminuée et non abolie. Dans les cas rapportés par l'auteur, l'abaissement de l'acuité avait été progressif, un nuage central avait été interposé entre le sujet et les objets qu'il voulait fixer (scotome central), mais la vision excentrique ne se montrait pas altérée. Concurremment avec ces conditions morbides, le sens chromatique avait également souffert, mais seulement dans la même région centrale, c'est-à-dire, sur 10° environ autour du point de fixation.

Les anomalies chromatiques observées étaient les suivantes :

Au niveau du scotome, le rouge paraît gris; autour, c'est-à-dire en dehors des 10° définis ci-dessus, il reparaît avec sa couleur normale.

Il en est absolument de même pour le vert, cette couleur offre lo même aspect gris.

Le bleu et le jaune sont normaux au centre aussi bien qu'à la périphérie.

Le violet, au centre, paraît bleu.

Les patients étaient très catégoriques dans leurs assertions et ne se contredisaient pas.

Dans les cas légers, dit Nuel, l'acuité visuelle peut, surtout au début, ne pas avoir décliné sensiblement dans le champ du scotome, bien que le sens des couleurs y soit déjà altéré. Le scotome central existe donc avant tout pour le sens chromatique.

Il arrive quelquefois d'observer, chez les alcooliques, une autre forme de dyschromatopsie morbide que Galezowski a décrite, sous le nom de contraste successif et pathologique des couleurs. Elle est caractérisée par la persistance trop prolongée de chaque impression colorée sur la rétine, d'où résulte une confusion des couleurs. Ainsi, ces malades reconnaissent très bien chaque couleur franche et même composée lorsqu'ils ont eu préalablement les yeux fermés pendant quelques instants. Mais aussitôt qu'ils ont fixé leurs yeux sur une couleur quelconque, sur le vert par exemple, et qu'ils regardent ensuite sur le rouge ou l'orangé, ils affirment voir le vert plus ou moins foncé. Laissez-leur reposer les yeux en les fermant, et vous pourrez constater immédiatement qu'ils reconnaissent bien le rouge ou l'orangé, mais pour conserver de nouveau pendant quelque temps cette dernière impression.

Amblyopie par abus du tabac. — On rencontre également dans cette affection le scotome central relatif, dont nous avons parlé plus haut, sans rétrécissement du champ visuel ni pour le sens de la lumière ni pour le sens chromatique. Ce scotome est parfois peu prononcé et se délimite facilement à l'aide du sens des couleurs : les perceptions colorées y sont altérées. Il devient quelquefois assez grand pour comprendre tout-à-fait les champs du vert et du rouge ; dans ce cas, il y a en même temps cécité complète pour le vert et le rouge.

Cette dyschromatopsie est, en somme, très analogue à celle qu'on observe dans l'amblyopie alcoolique ; cependant, d'après Hirschberg, la forme du scotome permettrait de différencier l'amblyopie produite par abus du tabac, de celle causée par des excès alcooliques. Tandis que dans la dernière, le scotome est développé dans la région de la macula lutea avec celle-ci comme centre, dans la première, le scotome, quoique intéressant également le point de fixation, s'étend suivant une forme allongée en baguette vers le punctum cœcum.

Dans les cas où les deux causes (alcool et tabac), ont agi de concert, et c'est le cas le plus fréquent, le scotome offre un mélange des deux formes spéciales.

Héméralopie tropicale. — Parinaud a signalé une légère dyscromatopsie dans un cas d'héméralopie coïncidant avec un ictère chronique (*Archives générales de médecine*, 1881).

Plus récemment le docteur Fontan, médecin de 1re classe de la marine, a rapporté plusieurs cas d'héméralopie tropicale accompagnée de perversion du sens chromatique (*Recueil d'ophthalmologie*, octobre 1882). Les troubles de la vision des couleurs lui ont paru être habituels dans cette affection, ils suivent

la marche dès crises et disparaissent avec la maladie.
Nous lui empruntons l'observation suivante :

Georges, 25 ans, artilleur, originaire du Haut-
Rhin, blond, yeux bleus. Vient de passer 2 ans à la
Guyane où il n'a eu ni fièvre intermittente ni insola-
tion, ni aucune affection endémique ; pas de syphilis,
ni aucune autre diathèse ; anémie assez marquée. A
eu trois atteintes d'héméralopie; la première à Ca-
yenne, a duré huit jours; la seconde pendant la tra-
versée de retour six mois plus tard, a duré 15 jours ;
la troisième à débuté quelques jours avant son en-
trée à l'hôpital (le 20 mai) : le violet, le vert, le bleu
sont vus rouges quand on les montre sur un fond
blanc ; ils sont vus normalement, si on les montre
sur un fond noir ; le rouge et le jaune sont vus normalement dans tous les cas ; les teintes atténuées sont
vues blanches ou grises. Six jours plus tard le malade
ne commet plus d'erreur sur les couleurs sauf pour
les teintes atténuées. Sort guéri le 10 juin.

VISION COLORÉE OU CHRUPSIE.

Nous dirons ici quelques mots d'une forme toute
particulière de perversion du sens chromatique à
laquelle on a donné les noms de : vision colorée,
chrupsie, chroopsie, chromopsie. Les malades voient
tous les objets fortement colorés en bleu, jaune, vert
ou violet, tout-à-fait comme s'ils avaient devant leurs
yeux des verres de ces couleurs, et soit qu'ils re-

gardent des objets blancs ou noirs, rouges, jaunes ou de toute autre couleur, ils ne les distinguent que nuancés ou colorés soit en jaune, soit en rouge, bleu, etc.

Nous avons déjà dit un mot de cette affection en parlant du décollement de la rétine et des apoplexies de cette membrane, et nous avons indiqué que les objets sont ordinairement vus colorés en bleu dans la première de ces maladies et en rouge dans la seconde.

On a encore observé la vision colorée après l'extraction de la cataracte. Sichel, Szokalski, Desmarres, Guépin ont attiré plusieurs fois l'attention sur ce phénomène et cité des cas où les malades ont vu, après l'extraction et pendant un temps plus ou moins long, tous les objets teints en bleu ou en rouge et quelquefois en blanc. M. Touriel (*Gazette des hôpitaux*, 1861, n° 113, a constaté pourtant un fait de dyschromatopsie partielle qui ne peut être confondu avec la simple vision colorée. Le malade de ce chirurgien ne put distinguer la couleur rouge pendant six mois après l'opération de kératonyxis qui fut du reste suivie d'un complet succès.

Certains médicaments ont aussi la propriété de déterminer la vision colorée :

Le docteur Patouillet relate le cas de 5 sujets empoisonnés par la jusquiame et qui pendant plusieurs jours voyaient tous les objets en rouge écarlate.

M. Rambaud en traitant la goutte par la vératrine

a pu constater que ses malades voyaient par moments tous les objets teints en rouge.

La santonine produit des effets analogues. De nombreuses observations dues à Zimmerman, Brenner, Martini, Raëhlman, Woinow, etc., ont montré qu'après l'absorption de ce médicament les malades voient, pendant un certain temps, qui ne dépasse jamais un jour (Martini), tous les objets colorés en vert jaune.

Rose a étudié également l'effet de ce médicament sur la vision, et a montré qu'il produit une hallucination particulière de la vue qui fait voir tous les objets clairs et brillants en jaune vert, tandis que les objets foncés ou obscurs apparaissent violets. Il est encore un autre fait constaté par Rose, c'est que l'apparition des objets en jaune est précédée d'une coloration en violet. Ce phénomène a été confirmé par d'autres expérimentateurs, par Hüfner et Woinow notamment.

On a aussi noté la vision colorée dans l'ictère; certains malades voient tous les objets colorés en jaune.

Enfin signalons 2 cas de phthisie avec sensation subjective de jaune : l'un fût observé en 1865 à l'Hôtel-Dieu par Vigla, chez une femme; et l'autre fut noté par Grisolle chez un homme.

FRÉQUENCE ET STATISTIQUES.

La fréquence du daltonisme est plus grande qu'on ne le suppose *a priori* ; nous en avons sans le savoir, peut-être, parmi nos amis qui cachent avec soin cette infirmité dont ils sont honteux, évitant de prononcer sur les couleurs, de peur de la faire découvrir. L'amour-propre les pousse au secret que l'exercice, l'éducation, l'habitude leur permettent de conserver. En outre, comme nombre d'auteurs l'ont constaté, beaucoup de personnes atteintes de daltonisme ne se doutent pas de leur affection ou ne s'en aperçoivent que très-tard, témoin Dalton qui ne découvrit son infirmité qu'à l'âge de 26 ans.

Le daltonisme est donc une maladie dont un des caractères importants est de se tenir cachée ; il faut la rechercher avec soin pour qu'elle se dévoile à l'observateur ; c'est alors que ce dernier se trouve en face de résultats inattendus.

Dalton estimait que le nombre de daltoniens s'élève au chiffre de 8 à 10 pour 100.

Kelland, sur 150 étudiants qui suivaient ses cours de mathématiques en a vu 3 ne pouvant discerner le rouge du vert.

Prévost dit 5 pour 100.

Seebeck en a noté 5 cas sur 140 habitués d'un gymnase de Berlin.

Wilson a compté un daltonien sur 30 étudiants d'Édimbourg.

Favre de Lyon a examiné au point de vue qui nous occupe un grand nombre d'individus demandant emploi dans la compagnie Paris-Lyon-Méditerranée. Sur 1196 individus examinés de juin 1864 à décembre 1872 il a trouvé parmi eux 22 viciés. De mai 1873 à juillet 1875 il eut encore l'occasion d'examiner 1050 hommes; 98 ont commis des erreurs en présence des couleurs rouge, jaune, vert, bleu ou violet; 29 sont notés comme ayant seulement offert des hésitations réitérées; 8 ont rectifié leur jugement séance tenante.

Le docteur Féris, médecin de la marine, a examiné 764 hommes adultes pris au hasard, mais appartenant tous à la marine; il a trouvé 75 hommes atteints à un degrè plus ou moins prononcé de cécité pour les couleurs. Sur ce nombre 19 sont affectés d'un daltonisme bien caractérisé ; ils confondent le vert et le le rouge de la façon la plus grossière, il leur est impossible de distinguer l'une de l'autre ces deux couleurs. Onze autres ne distinguent pas le violet du bleu. Treize sujets distinguent passablement les colorations pures ; mais dès que les couleurs ne sont pas saturées, ils ne les reconnaissent plus. Enfin 31 hommes offrent des hésitations réitérées en face de certaines couleurs.

Dans ces dernières années un grand nombre de statistiques ont été publiées ; ne pouvant les rapporter toutes, nous citerons seulement les suivantes :

Le professeur Holmgren d'Upsala (Suède) a examiné ou fait examiner d'après sa méthode 32.165 hommes, très-différents par leur âge, leurs occupations, etc. Il a trouvé 250 fois la cécité absolue pour le rouge, 276 fois la cécité absolue pour le vert et

493 fois une altération du sens chromatique moins prononcée, en tout 1019 viciés, c'est-à-dire 3.25 pour 100.

Brailey a communiqué à la Société ophtalmologique du Royaume-Uni (mars 1881) une statistique portant sur 18.088 personnes de toutes conditions. Les cas avérés de daltonisme découverts sont de 615 ; chez 3 d'entre eux il n'existait aucune appréciation des couleurs qui leur apparaissaient comme des ombres plus ou moins intenses. La proportion des daltoniens chez les hommes était de 4.76 pour 100, la moyenne pour les femmes de 0.4 pour 100.

Le docteur Krohn de Finlande a trouvé une proportion de 5 0/0 ;

Le docteur Daae de Kragezo   4.88 0/0 ;
Le docteur Kohn de Breslau   4 0/0 ;
Le docteur Magnus   3.5 0/0 ;
Le docteur Minder de Berne   6.85 0/0 ;
Le docteur Jeffries de Boston 4.149 0/0.

Nous avons nous-même examiné 612 matelots embarqués sur *le Borda* et sur *la Savoie* ; nous avons constaté 40 cas de daltonisme à un degrè plus ou moins prononcé, soit une proportion de 6.98 0/0. Sur ce nombre 9 hommes commettaient les erreurs les plus grossières pour le rouge et le vert, et ne pouvaient distinguer ces couleurs l'une de l'autre ; 2 autres ne distinguaient pas le violet du bleu ; 11 distinguaient passablement les couleurs franches, mais se trompaient sur les teintes atténuées ; enfin les 18 derniers offraient des hésitations réitérées en face de certaines couleurs.

Nous voyons en résumé que les cas de daltonisme sont nombreux et il serait facile de se convaincre par l'étude de ces chiffres que, pour sa part, la France en possède plus d'un million.

Coup d'œil sur les dangers que fait courir le daltonisme.

Dans beaucoup de cas, le daltonisme n'entraîne pas d'inconvénients bien sérieux ; le sujet affecté jouit d'une bonne santé, son acuité visuelle est excellente, pour ne pas dire meilleure que celle de tout e monde, tout au plus est-il exposé à commettre pes bévues qui n'ont d'autres résultats que l'hilarité et les plaisanteries de l'entourage.

Dans un certain nombre de professions, la possession d'une notion exacte des couleurs joue un grand rôle. Les peintres, les teinturiers, les directeurs d'ateliers de tissages divers ont le plus grand intérêt à être doués à cet égard de facultés physiologiques, c'est-à-dire conformes à celles de la généralité des hommes ; mais encore dans ce cas le daltonisme n'est préjudiciable qu'à celui qui en est atteint.

Il en est autrement si on l'envisage dans ses rapports avec les voies ferrées et la navigation, il devient un vrai péril contre lequel la société doit se mettre en garde.

Tout le monde connaît la valeur des différentes couleurs comme signaux sur les voies ferrées : le rouge prescrit l'arrêt immédiat, le blanc indique voie libre et le vert commande le ralentissement. Ajoutons que le jaune orangé et le bleu ont aussi leurs indications.

Il est facile de comprendre les dangers qui peuvent résulter des erreurs d'un mécanicien daltonien qui ne distingue pas le rouge du vert. Qu'un signal vert s'offre à ses regards, il croit ce signal rouge, et par conséquent le danger plus grand qu'il ne l'est réellement, il s'arrête. A cela, il n'y a pas grand inconvénient. Mais si par malheur, et l'hypothèse est de mise, il voit vert un signal rouge qui lui annonce un grand danger, il ne s'arrête pas de suite, ne fait que ralentir la marche et il n'en va pas moins sûrement aboutir à une catastrophe.

Il est certain que la cécité des couleurs a causé dans quelques pays de nombreux et graves accidents, tel est celui arrivé à Bucke, en Westphalie, en 1870, où vingt personnes trouvèrent la mort, et celui rapporté par Holmgren, arrivé dans l'Ostrogothie à Lagerlunda, le 15 novembre 1875.

Si le nombre des accidents comparé à la fréquence du daltonisme est peu considérable, cette rareté tient à plusieurs causes :

1° Il est bien reconnu aujourd'hui, et Holmgren a insisté sur ce point, que certains employés, bien que complètement viciés, n'en reconnaissent pas moins les signaux et peuvent ainsi continuer leur service régulièrement.

Dans ce cas, les employés viciés jugent, d'après la comparaison qu'ils ont faite un certain nombre de fois, entre les drapeaux et les lanternes, d'après certains caractères des lueurs colorées et particulièrement d'après l'intensité lumineuse. Un verre coloré vert, éclairé, leur paraît plus clair qu'un verre rouge, ils jugent des couleurs d'après une lueur plus ou moins vive.

2° Une seconde cause de la rareté des accidents, c'est que l'examen des signaux est rarement confié à un seul ; un mécanicien a toujours près de lui un chauffeur, un conducteur, un graisseur qui peuvent lui venir en aide et redresser son jugement dans le cas d'erreur.

Quoi qu'il en soit, les accidents occasionnés sur les voies ferrées par la fausse perception des couleurs, bien que peu fréquents aujourd'hui, en raison des causes que nous avons indiquées, sont encore à redouter, et il est nécessaire de prendre des mesures destinées à mettre à l'abri de ces accidents. Ajoutons qu'actuellement les principaux États de l'Europe possèdent un service régulièrement organisé sur les chemins de fer pour l'examen de la vision des employés.

Il serait à désirer, dit le docteur Redard (Rapport présenté à M. le Ministre des Travaux publics), qu'un règlement ministériel analogue à celui de quelques puissances étrangères (Suède, Norwége, etc.) prescrive en France l'examen de la vision des employés de toutes les compagnies de chemins de fer.

De même, et peut-être plus encore que pour les chemins de fer, le daltonisme est redoutable dans la marine où les couleurs jouent un rôle important. Les feux de côté des navires d'après lesquels on doit manœuvrer pour éviter des collisions en mer, les phares dont les segments différentement colorés indiquent les zones navigables ou non de certaines entrées de rivières et de tous les ports, les bouées et balises semées sur les dangers ou dans certains alignements les pavillons qui servent aux signaux dont l'appréciation doit être souvent rapide, tout dans la marine est basé sur une saine et rapide interprétation des couleurs.

M. Féris rapporte plusieurs sinistres maritimes qui ont été le résultat de l'erreur des daltoniens. En voici quelques-uns.

1º Le 14 mai 1869, à quatre heures et demie du matin, le lougre français *Japhet* s'est échoué à 2 kilom. Est de Pontusval; il avait pris le feu de l'île de Bas pour celui de l'île Vierge. Or le phare de l'île de Bas est un feu blanc à éclipses de minute en minute, tandis que celui de l'île Vierge est varié de quatre en quatre minutes par des éclats rouges, précédés et suivis de courtes éclipses.

2º Le 19 octobre de la même année, le brick-goëlette suédois *Vesta* fût aussi la victime d'une erreur de ce genre. Il prit le feu de Gravelines pour celui de Nore-Foreland (Angleterre) et vint s'échouer à quelques kilomètres du port de Gravelines. Et pourtant le feu de Gravelines est un feu fixe blanc et rouge.

Dans ces deux cas n'est-on pas en droit d'attribuer la cause de l'accident à l'imparfaite perception du rouge?

On pourrait certainement recueillir des milliers de faits de ce genre; nous nous contenterons de citer un dernier exemple tout à fait caractéristique :

Le 26 janvier 1871, le vapeur anglais *Malvina* s'est échoué sur les récifs du Sourdava, dans la rade de Marseille; il avait pris le feu vert de la Joliette pour le feu bâbord d'un navire venant à sa rencontre.

Voilà donc un capitaine qui a pris le feu vert d'une jetée pour le feu rouge d'un navire; c'est là il nous semble un cas indiscutable de dyschromatopsie et qui montre, mieux que tous les raisonnements, les dangers de cette affection; donc nous nous croyons autorisé à dire : qu'autant, sinon plus, que les compagnies de chemins de fer, la marine a le devoir d'exercer un contrôle du sens des couleurs chez tout son personnel; elle se mettra ainsi à l'abri des périls que lui fait courir cette affection, d'autant plus à craindre qu'elle est, avons-nous dit, le plus souvent ignorée, et qui a nom : Daltonisme.

Paris, imp. F. PICHON.—A. COTILLON & Cie, 30, rue de l'Arbalète, & 24, rue Soufflot